NOTICE

sur l'emploi

DU

SIROP DE KARABÉ,

ANTI-CATARRHAL, CALMANT, ANTI-NERVEUX,

APPLIQUÉ AU TRAITEMENT DES MALADIES DE POITRINE, DES IRRITATIONS DE L'ESTOMAC, DES INTESTINS, ET DES MALADIES NERVEUSES;

ET SUR

LE SIROP PURGATIF COMPOSÉ

ANTI-BILIEUX ET ANTI-GLAIREUX,

Préparés

PAR **LERET**, PHARMACIEN,

Rue des Bons-Enfants, 29,

PRÈS LE PALAIS-ROYAL,

A PARIS.

1846

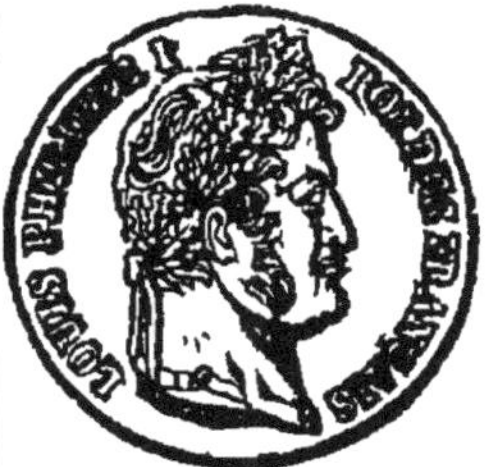

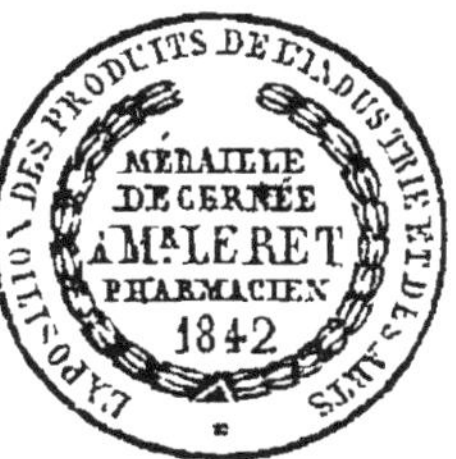

PRÉPARATIONS DE LERET, Pharmacien,

Rue des Bons-Enfants, 29, a paris.

SIROP de KARABÉ. — Le flacon.. . . . . .   3 fr. 50.

(Pas de demi-flacons.)

Le flacon de notre Sirop de Karabé est revêtu d'une étiquette de notre Pharmacie portant l'empreinte de la médaille qui nous a été décernée et qui est semblable à celle qu'on remarque en tête de cette notice.

Sont incrustés dans le verre du flacon ces mots, d'un côté, Leret, *pharmacien*, — du côté opposé, — *Sirop de Karabé*.

SIROP PURGATIF composé. — La bouteille.   3 fr.

(Pas de demi-bouteilles.)

La bouteille du Sirop est également revêtu de notre étiquette avec médaille.

Les deux préparations sont bouchées avec une capsule en étain portant l'empreinte ci-dessous.

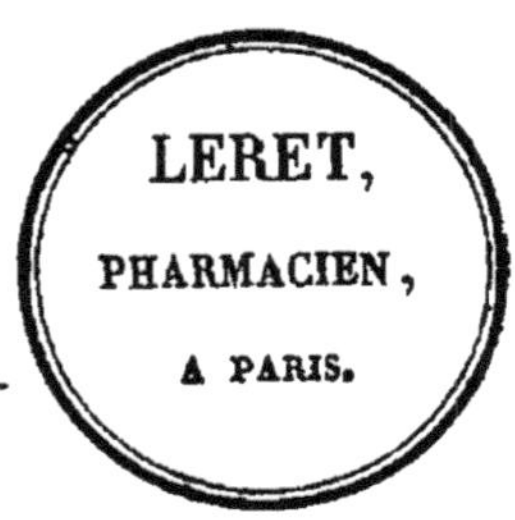

TANAKOUB, ALIMENT INDIEN, le flacon (20 potages) 5 fr.

(Pas de demi-flacons.)

CONSIDÉRATIONS

1° Il est une vérité féconde en résultats et qui a été mise en lumière par le célèbre Broussais, c'est que presque toutes nos maladies tiennent à l'*irritation* ou à l'*inflammation* de nos organes, et que conséquemment les meilleures méthodes de traitement sont celles qui sont de nature tempérante calmante, anti-nerveuse.

2° On entend par irritation l'effet qui résulte de l'action des causes excitantes, stimulantes, irritantes sur quelque partie du corps. — Pour bien comprendre le sens de ce mot, il faut savoir que tous les tissus des corps vivants sont susceptibles d'éprouver des modifications dans leur manière d'être à l'occasion d'une cause soit physique, soit morale, qui agit sur eux. Si cette modification consiste dans un surcroît d'activité, de vitalité, il y a *irritation*. Citons deux exemples : quand un grain de sable, ou tout corps voltigeant dans l'air, entre dans l'œil et l'irrite, l'œil pleure, rougit, ce qui prouve que l'action vitale est augmentée dans cette partie : cet effet se nomme irritation. — Si une substance âcre, excitante, si des aliments stimulants, échauffants, salés, trop épicés, sont introduits dans l'estomac, on y ressent de la douleur, de la chaleur : l'effet produit est une irritation.

3° L'*irritation* est la première modification apportée à nos organes par un agent irritant, physique ou moral ; mais, comme un des effets les plus constants de l'irritation, est d'ap-

peler le sang vers le point où cette irritation existe, il s'en-
suit que l'inflammation existe aussitôt que la partie malade
est gorgée de sang, alors il n'y a pas seulement irritation, il
y a *inflammation*, car la chaleur, la rougeur, la tension, la tu-
méfaction et la douleur existent.—Plus les parties sont gorgées
de sang, plus il y a tension, gonflement et par conséquent
douleur, car il y a tiraillement.

4° Il est donc facile de comprendre, d'après ce qui vient
d'être dit, que l'irritation n'est qu'un des premiers degrés de
l'inflammation, et que toute irritation qui fait des progrès finit
par passer le plus ordinairement à l'état inflammatoire, chose
importante à prévoir, puisque, en combattant de bonne heure
une irritation qui s'empare d'un organe, on peut s'opposer
à son inflammation qui détruit souvent le tissu de ce même
organe, l'ulcère et amène ainsi une mort inévitable.

5° Toutes les parties du corps sont susceptibles de s'irriter,
de s'enflammer. — La peau s'irrite sous l'influence du froid,
du chaud, de l'humidité. — Le cerveau et le système nerveux en général s'irritent sous l'influence des causes physi-
ques et morales qui agissent sur lui ; telles sont les études
opiniâtres, les méditations, les veilles prolongées, les passions violentes, les commotions extérieures. — Par contre-
coup aussi, les voies digestives s'irritent par suite d'impressions
tristes et des excitants dont nous venons de parler, qui du
cerveau vont agir sympathiquement vers l'estomac et les
intestins. — Les poumons s'irritent, s'enflamment sous l'influence de l'air ou trop chaud ou trop froid, — les excès en

tout genre ont une influence pernicieuse sur les poumons, organes où le sang abonde et qui par cela même sont plus disposés aux inflammations.

6° **Plus les organes sont sensibles**, plus ils ressentent aisément l'impression des causes qui agissent sur eux. Que deux personnes, par exemple, prennent juste la même qualité et la même quantité de nourriture, l'une pourra être malade et l'autre non. — Cette différence dans les résultats ne peut provenir que de la différence de la sensibilité de l'estomac.

7° Comme toutes les parties du corps sont liées entre'elles par la plus étroite sympathie, il en résulte qu'un organe malade peut influencer d'autres organes et par conséquent les irriter et les enflammer. — Par exemple, l'inflammation de l'estomac donne lieu à des maux de tête, à des douleurs et comme des brisements dans les membres. — Ces troubles consécutifs à l'affection de l'estomac se nomment sympathiques, ils cessent ordinairement lorsque l'estomac revient à son état normal, primitif.

8° Un effet presque constant de l'inflammation d'un organe quand elle est un peu vive, ou même sans être vive si elle affecte des organes doués d'une grande sensibilité, c'est la fièvre. — La fièvre, disons-le ici, n'est pas une maladie par elle-même ainsi que le croyaient les médecins avant Broussais; elle est toujours l'effet d'une irritation, d'une inflammation locale soit qu'on apprécie, soit qu'on ne puisse apprécier l'organe malade. — C'est en calmant l'organe irrité, enflammé, qu'on fait cesser la fièvre, qui n'en était que l'effet, la conséquence.

9° Les nerfs sont les agents de la sensibilité; un organe n'est sensible, irritable que par eux. — Calmer le système nerveux d'un organe, c'est empêcher son irritation et par suite son inflammation, c'est-à-dire l'abord du sang, et par suite la détérioration de ce même organe.

10° La base du traitement de toute irritation soit qu'elle existe dans les vaisseaux sanguins, ou simplement dans le système nerveux, c'est de calmer cette irritation en ayant recours à des moyens qui ont une *action spéciale* sur le système nerveux. Lorsque l'irritation est passée à l'état inflammatoire, on joint aux moyens sédatifs dont nous venons de parler les évacuations sanguines, les boissons émollientes, les révulsifs, la diète, les bains, les lavements, le repos, etc., etc.

11° Qu'on ne perde pas de vue que la maigreur, que le dépérissement qui atteignent ceux qui sont en proie aux ravages d'une inflammation profonde de quelque organe, exigent plutôt des calmants que des excitants, car l'état de délabrement n'existe que parce que le malade porte une inflammation qui le mine et le consume insensiblement. N'est-il pas de la dernière évidence, que la première condition à remplir pour ramener les forces, c'est de commencer par éteindre l'irritation fixée sur l'organe malade? Quels moyens sont plus éfficaces, si ce n'est les calmants, les émollients associés aux moyens sédatifs, anti-nerveux? L'expérience ne nous prouve-telle pas chaque jour que les médicaments excitants, loin de le guérir, ne font qu'irriter le mal?

Ces considérations, dans lesquelles nous venons d'entrer et qui initient les personnes les plus étrangères à la médecine aux causes productrices de nos maladies, au mécanisme de l'irritation et de l'inflammation, font comprendre tous les avantages qu'on peut retirer des moyens doux, calmants et anti-nerveux, toutes les fois qu'un organe est irrité ou enflammé. Quand un malade apprécie parfaitement la maladie qui le tourmente, quand il peut toucher du doigt comment elle s'est formée et pourquoi elle persiste, il comprend alors quelle est la méthode qui doit être suivie, et par cela même qu'il est éclairé sur son mal, qu'il n'y a plus de doute pour lui, qu'il comprend que ses seules ressources sont l'emploi d'un moyen calmant, anti-nerveux, il y a recours et en obtient les résultats qu'il en a droit d'attendre. — Tandis, au contraire, que, lorsqu'il ignore son mal et sa nature, il est toujours en recherche de nouveaux médicaments qu'il quitte bientôt pour d'autres; et, flottant ainsi entre tant de moyens divers, sa maladie s'accroît, et trop souvent l'art reste impuissant faute d'une persistance dans l'emploi d'une médication qui se fût montrée salutaire.

DU SIROP DE KARABÉ.

Ce sirop possède au suprême degré des qualités calmantes, anti-nerveuses; aucun moyen n'est plus apte à détruire l'irritation de nos organes, que cette composition. Elle agit sur nos tissus, sur le système nerveux d'une manière tellement efficace que, sous son influence, les désordres les plus graves disparaissent avec une étonnante promptitude. C'est une de ces compositions sanctionnées par une longue expérience et sans laquelle la médecine ne saurait remplir la haute mission qui lui est imposée, celle de guérir.

Ce Sirop apaise les douleurs les plus vives, procure le repos, calme la toux, facilite la respiration, l'expectoration, guérit une multitude de maux, les adoucit presque tous et même les plus incurables. Tant de bienfaits, d'avantages si nombreux, doivent appeler les méditations des praticiens qui trouvent dans cette composition héroïque un moyen si efficace contre toutes les maladies dont le principal phénomène est l'*irritation*.

Le médicament qui forme la base de ce Sirop n'était pas ignoré de l'antiquité; les écrits d'Hippocrate et de Galien prouvent que la médecine grecque a fait usage de ce moyen. Son emploi, si préconisé par le grand Sydenham, a été transmis jusqu'à nous; preuve irréfragable de sa haute efficacité et de son utilité réelle, car les médicaments qui n'ont que des vertus imaginaires ou éphémères tombent bientôt dans l'oubli. — Avant de passer en revue les cas divers où le Sirop de Karabé produit des effets qu'aucun autre moyen ne saurait obtenir, disons que ce médicament n'est pas composé pour flatter le goût, à l'instar de tant de sirops complètement inefficaces qu'on débite partout, mais que, consciencieusement préparé, on ne s'est proposé qu'un seul et unique but, celui de guérir.

Maladies de poitrine, Rhume, Catarrhe, Pulmonie, Crachement de sang.—Ces divers états, qui offrent les poumons plus légèrement ou plus gravement atteints, doivent appeler toutes les méditations du médecin praticien. En effet, si le mal n'est encore qu'un rhume, et même un catarrhe (rhume prolongé), il doit s'empresser de calmer l'irritation qui n'est pas encore profonde, afin d'empêcher l'engorgement du poumon, son ulcération, les tubercules, états divers qui constituent la phthisie pulmonaire. L'emploi du *Sirop de Karabé*, pris dans quelques verres d'une infusion de lierre terrestre chaude, suffit dans le plus grand nombre des cas pour obtenir la guérison.

Si le mal est plus grave, s'il résiste, on prendra le *Sirop de Karabé,* dans une décoction de lichen lavé; on aura recours aux vésicatoires, à la pommade émétisée en friction sur la poitrine dans le but de produire une éruption boutonneuse favorable; à quelques purgations, et aux émissions sanguines si le médecin les juge favorables.

Il n'y a qu'un charlatanisme effronté qui puisse toujours vouloir attribuer à un seul et unique médicament, la guérison d'une maladie. Quelque efficace qu'il puisse être, il faut venir à son aide par des moyens accessoires qui lui donnent plus d'efficacité. Lors donc que le cas est grave, qu'on ait recours au *Sirop anti-nerveux* que nous préconisons, mais qu'on ne néglige pas d'autres ressources souvent précieuses.

Asthme, Coqueluche. Ces deux maladies ont un caractère si éminemment nerveux, que le *Sirop de Karabé,* employé avec une grande persistance, finit toujours par en triompher. On le prend dans une infusion de feuille d'oranger tiède ou froide, au choix. — Cependant, si l'asthme est lié à un anévrisme du cœur, tout ce qu'on doit attendre, c'est du soulagement ; mais n'est-ce pas encore beaucoup que de passer une vie plus calme au sein de ces douloureuses suffocations où la vie semble vouloir nous quitter. — Mais dans l'asthme purement nerveux, lors même qu'il y a expectoration d'une matière muqueuse, le *Sirop de Karabé* s'est montré héroïque ; des cures nombreuses l'attestent. C'est lorsqu'on est menacé de ce mal, que les accès ne sont que peu de chose, qu'on n'éprouve que peu d'essoufflement surtout en marchant vite ou en montant, qu'il faut s'empresser d'avoir recours au *Sirop anti-nerveux* : c'est le moyen de couper court à un mal douloureux et qui exige un traitement long et opiniâtre.

La Coqueluche mine tellement la santé des enfants, qu'il faut s'empresser d'avoir recours au *Sirop de Karabé* qui obtient chaque jour de nombreux succès dans une affection si difficile à guérir. On le prend avec avantage dans une infusion de fleurs de bouillon blanc.

Palpitations de cœur. Quand elles sont dues à une irritation purement nerveuse de cet organe, elles cèdent à l'emploi du *Sirop de Karabé* pris dans une infusion de tilleul et de feuilles d'oranger. On ajoute avec avantage à ce mélange deux cuillerées à soupe de notre Sirop de Digitale. Si les palpitations sont dues à un anévrisme, nous pouvons garantir du soulagement, mais non une guérison: les médicaments les plus efficaces ont des bornes. — Chez les jeunes filles atteintes de pâles couleurs, des palpitations de cœur se font fréquemment ressentir : le *Sirop de Karabé*, uni aux préparations ferrugineuses, obtient des succès incontestables.

Ne perdons pas de vue deux choses très importantes, c'est que des ʼpalpitations nerveuses du cœur peuvent produire l'anévrisme de cet organe, et que beaucoup de prétendus anévrismes ne sont que des palpitations nerveuses. Ces deux circonstances font comprendre l'heureux emploi qu'on peut faire du *Sirop anti-nerveux*.

Irritation d'estomac et d'intestins. Le canal digestif, en raison des substances plus ou moins excitantes qui sont en rapport presque continuel avec lui, est sujet à des dérangements constatés par une irritation qui, lorsqu'elle persiste, peut devenir la cause des désordres les plus graves. —*La gastrite, la gastro-entérite, la gastralgie* sont des maladies fréquentes, douloureuses et qui répandent sur nos jours une teinte de tristesse. —Ce sont ces irritations tenaces et profondes du canal digestif qui donnent lieu à ces affections désolantes connues sous le nom d'*hypocondrie*, de *mélancolie*, auxquelles les Anglais donnent le nom de *spleen*. Le *Sirop de Karabé*, pris dans une infusion de fleurs de bouillon blanc, édulcorée avec du sirop de guimauve si on le désire, obtient dans ces irritations du canal digestif les succès les mieux constatés, lorsqu'on sait joindre à son emploi toutes les ressources d'une nourriture convenable, l'emploi des bains et des lavements adoucissants.

Diarrhée, relâchement du corps, dyssenterie. Ces divers états, qui ne sont qu'une seule et même maladie sous des nuances diverses, tiennent toujours à une irritation souvent inflammatoire du canal digestif. L'emploi du *Sirop de Karabé* dans une tisane de riz en triomphe aisément. Nous avons vu des dévoiements que rien ne pouvait arrêter, céder en quelques heures à l'emploi du *Sirop anti-nerveux*. Il va sans dire que, si l'inflammation du canal digestif était vive, l'emploi de 15 à 20 sangsues à l'anus seconderait parfaitement l'emploi du *Sirop de Karabé.*—Les bains chauds, les demi-lavements amidonnés sont essentiellement utiles. —Il est également indispensable d'avoir la peau toujours bien couverte, à l'abri de l'intempérance de l'atmosphère.

Maladies nerveuses. Ces affections sont souvent à la fois tristes et douloureuses; qu'elles soient générales ou partielles, qu'elles s'offrent avec les symptômes de la *mélancolie,* de l'*hypocondrie*, sous forme de *convulsions,* de *tremblement,* de *syncope,* de *vapeurs,* de *colique,* de *migraine;* qu'elles se présentent avec tous les phénomènes d'une *névralgie;* que la sensibilité des yeux ou des oreilles ou de tout autre organe soit exagérée, elles n'en réclament pas moins impérieusement l'emploi du *Sirop de Karabé* pris dans une forte infusion de tilleul et de feuilles d'oranger, infusion qui peut être prise chaude ou froide au choix. Son usage prolongé finit par assoupir, détruire le principe d'irritation fixé dans le tissu nerveux. Des faits nombreux prouvent toute la puissance de ce moyen qui stupéfie les forces vitales exagérées, les facultés sensitives développées au-delà des bornes nécessaires à l'accomplissement de nos fonctions.

Goutte, rhumatisme, sciatique, douleurs nerveuses des articulations. Quelle que soit la cause de ces maladies, il faut reconnaître que le système nerveux irrité joue un grand rôle dans les phénomènes qui les caractérisent. — Aussi explique-t-on les heureux résultats que le *Sirop de Karabé* obtient dans ces maladies, lorsqu'on le prend associé à quelques verres d'une forte infusion chaude de fleurs de sureau.—Quelques purgations légères aident merveilleusement l'effet qu'on a droit d'attendre du *Sirop anti-nerveux*.

Fièvres intermittentes. Elles sont de la famille des maladies nerveuses; elles sont d'une nature spécialement spasmodique et tiennent d'une manière si manifeste à un désordre primitif du système nerveux, qu'elles réclament impérieusement l'emploi du *Sirop anti-nerveux* associé au quinquina.—Ce dernier moyen est souvent inefficace, et le *Sirop de Karabé* seul triomphe des fièvres intermittentes opiniâtres qui, dans l'intervalle même des accès, tiennent le malade dans un état d'inquiétude , d'insomnie et de malaise.

Hémorrhagie. — Quel que soit le siège d'une hémorrhagie, que ce soit le poumon, la matrice qui puisse se trouver le siège d'un écoulement sanguin exagéré, le *Sirop anti-nerveux* se montre efficace. Pour mettre un terme à de tels accidents, on le prend alors avec avantage dans une limonade froide, ou bien uni à quelques verres d'eau pure tenant en dissolution 4 grammes de *sulfate d'alumine.*

Maladies vénériennes. Nous ne prétendons pas que ce sirop soit un anti-vénérien; mais, comme les symptômes vénériens sont souvent douloureux, il est rationnel d'unir, aux moyens employés en pareille circonstance, le *Sirop anti-nerveux.* On le prend avec avantage dans la boisson que consomme le malade dans le cours de la journée. Le *Sirop de Karabé* convient particulièrement, lorsque les ulcères vénériens sont accompagnés d'une vive irritation, lorsqu'un écoulement vénérien est accompagné de vives douleurs, lorsque enfin des douleurs dans les os indiquent une irritation nerveuse due soit au principe vénérien, soit aux préparations mercurielles dont on a pu abuser.

Irritations de vessie, des reins, pollutions. Que la vessie soit en proie à une irritation vive avec ou sans écoulement glaireux, que les reins soient irrités et soient le siège de vives douleurs, que des pollutions nocturnes, débilitantes soient le résultat d'une sensibilité nerveuse, exagérée, le *Sirop de Karabé,* pris dans une tisane de chiendent froide ou chaude au choix, se montre indispensable : un calme très prompt vient prouver toute son efficacité.

Enfin il est une foule de maladies que nous n'avons pas passées en revue et qui exigent impérieusement l'emploi du sirop dont nous préconisons les avantages. Sans désigner ces affections, il suffit que le principal phénomène qui les caractérise soit l'irritation nerveuse, la douleur, pour qu'il soit indispensable d'y avoir recours. Nous le répétons, partout où le système nerveux s'exalte il y a indication à avoir recours au *Sirop anti-nerveux*, médicament le plus puissant qui existe; il ne saurait y avoir d'erreur, attendu que la souffrance qu'on éprouve indique suffisamment le besoin d'un calme indispensable à notre bien-être et à la régularité de nos fonctions.

Vouloir faire un éloge étendu de cette préparation, ce serait vouloir citer ici plus de deux cents noms d'auteurs, tant anciens que modernes, qui ont écrit sur ce médicament; nous nous en dispenserons, ne voulant pas nous éloigner de la concision que nous nous sommes imposée. Tous les praticiens ont fréquemment recours à cette préparation, dont la composition a obtenu l'assentiment de l'École de Médecine de Paris, de l'École de Pharmacie, et qui a été légalement sanctionnée par le Gouvernement.—Il n'y a que ces autorités compétentes qui puissent donner à une préparation une valeur qui ne saurait lui être ravie, en l'entourant de toutes les garanties qui la recommandent à la fois à l'humanité et à la science.

Tout ce que nous avons écrit dans cette notice est le résultat de nombreuses observations, nous n'avons que rapporté des faits dont l'expérience de tous les jours vient confirmer l'exactitude. Nous portons le défi à qui que ce soit de nier la haute efficacité du *Sirop de Karabé*. Comment pourrait-il en être autrement, quand chaque jour les médecins y ont recours, et que c'est sur lui qu'ils fondent des espérances toujours réalisées?

SIROP PURGATIF COMPOSÉ
Anti-Bilieux et Anti-Glaireux,
PRÉPARÉ PAR LERET, PHARMACIEN, A PARIS.

Une foule de maladies réclament l'emploi des purgatifs; nous n'avons pas l'intention de les passer toutes en revue, il suffit que leur utilité soit incontestable pour que nous ayons dù nous livrer à la préparation spéciale d'un évacuant dont la formule est sanctionnée par la Faculté. L'eau de Sedlitz, les médecines noires avec la manne et le séné, sont d'un goût amer et désagréable, les teintures et élixirs préparés indispensablement avec l'eau-de-vie, liquide souvent nuisible et irritant, l'huile de ricin qui laisse une vive acreté à la gorge, sont des préparations qui déplaisent par leur mauvais goût et leur odeur; aussi est-ce pour remplacer de tels moyens que nous préparons le *Sirop purgatif composé*. Agréable et facile à prendre, il remplit toutes les indications voulues.

Si ce purgatif comme tous les autres est nuisible dans toute irritation de l'estomac et des intestins, il convient au contraire mieux que tout autre dans les maladies dartreuses, scrofuleuses, rhumatismales, goutteuses, dans l'hydropisie, les maladies laiteuses (lait répandu), dans la constipation, dans les maladies de la tête et dans celles du poumon. C'est en opérant vers les parties basses un effet dérivatif, et en sollicitant des évacuations que ce médicament opère. La gale, les maladies vénériennes trouvent dans l'emploi de ce moyen accessoire un salutaire secours.

MANIÈRE DE S'EN SERVIR.

Les doses doivent varier selon qu'on veut produire un effet largement purgatif, ou bien qu'on a l'intention de rendre seulement le ventre libre.

Quatre ou *six* cuillerées à soupe prises à jeun en une seule fois purgent très bien. On les délaie dans un verre d'eau, dans une tasse de thé ou de lait au choix, boisson qui peut être prise froide ou chaude au goût des malades. Il n'est besoin d'aider ce purgatif d'aucune préparation préliminaire, ni nécessaire d'avoir recours à du bouillon aux herbes.

Une à *deux* cuillerées à soupe seulement prises de temps en temps pures ou délayées, ainsi que je viens de le dire, produisent un effet laxatif, salutaire aux personnes constipées. Cette dose prise pendant une quinzaine, de manière à ne pousser que deux selles chaque jour, combat avec avantage les maladies de la tête, les dartres du visage et dépure le sang.

Les enfants ne prenant leurs médecines que difficilement, on leur dissimule très bien ce purgatif dans du lait qui n'en change pas le goût; la dose doit varier selon l'âge.

A la dose de *deux* ou *quatre* cuillerées à café, délayées dans trois ou quatre doigts d'eau, il les purge doucement.

QUELQUES PRÉCEPTES HYGIÉNIQUES.

1° Il faut éviter les intempéries de la saison, les vicissitudes atmosphériques. — quitter tard et prendre de bonne heure les habits d'hiver. — La flanelle sur la peau est salutaire aux personnes nerveuses et chez lesquelles la peau est douée de beaucoup de sensibilité; les individus qui ont les poumons excitables, ceux qui ont des rhumatismes, en retireront un grand avantage.

2° On fera un exercice modéré : prendre du mouvement est chose essentiellement salutaire.

3° On évitera un air renfermé; le soleil, le grand air, celui de la campagne sont favorables. Le matin on devra renouveler l'air des appartements, le vieillard surtout se trouverait mal d'une telle omission, les émanations de son corps viciant aisément l'air qu'il est appelé à respirer.

4° Pas trop de sommeil, les veilles immodérées usent, fatiguent et détériorent l'organisation. Ne pas se coucher tard et se lever de bonne heure sont deux choses essentiellement favorables.

5° Une grande propreté, des bains tièdes ou froids selon la saison, selon les circonstances, se montrent indispensables.

6° Il faut rechercher les douces impressions, éloigner les agitations de la vie, causes si fréquentes de maladies nerveuses : — il faut modérer les passions qui vieillissent de si bonne heure ou font mourir à la fleur de l'âge.

7° Il faut éviter les excès dans l'alimentation. Les boissons, les aliments excitants ne peuvent que nuire. — Une nourriture douce, des aliments végétaux, les fruits mûrs se montrent très favorables. — C'est ici le cas de dire quelques mots d'une substance alimentaire qui se montre très favorable dans les maladies de poitrine et les affections de l'estomac et des intestins ; nous voulons parler du TANAKOUB, *aliment indien*, mélange de substances végétales, nourrissantes, rafraîchissantes, qui produisent les effets les plus salutaires sur l'économie. Le rapport médical que nous transcrivons ici, fait connaître tous les avantages qu'on retire d'une préparation alimentaire qui est aussi salutaire qu'agréable.

Rapport d'une Commission de Docteurs de la Faculté de Médecine de Paris, sur le Tanakoub, aliment indien.

Appelés à constater les effets de cet aliment, nous nous sommes livrés à de nombreuses expériences qui ont toutes été couronnées de succès. Voici quel a été le résultat de nos investigations.

1° Cet aliment végétal, composé de substances douces, pectorales, nourrissantes, est d'un goût très agréable. Il est léger et peut être par conséquent digéré par les estomacs les plus faibles et les plus irritables ;

2° Le principe mucilagineux que renferme cette composition alimentaire la rend très précieuse pour les personnes qui ont la poitrine délicate, une toux sèche et une irritation prononcée des organes respiratoires ;

3° Les personnes affectées de gastrite et d'irritation d'entrailles obtiennent les plus heureux effets de cet aliment, qui ne développe pas de gaz et qui est d'une digestion très facile ;

4° Comme cet aliment rétablit promptement les forces, il est très utile dans les convalescences longues et difficiles; il convient aux personnes affaiblies par de longues maladies. Il est salutaire·dans toutes les inflammations lentes et chroniques de nos organes.

Considérant cette composition alimentaire comme bien supérieure à toutes celles connues jusqu'à ce jour, et étant un moyen précieux pour l'art de guérir, nous avons signé le présent rapport, et autorisons sa publication dans les journaux de médecine.

Paris, le 15 décembre 1840.

LES MEMBRES DE LA COMMISSION MÉDICALE,

PETIT, de la Faculté de Médecine de Paris.

HÉNOCQUE, de la Faculté de Médecine de Paris.

DALIBON, de la Faculté de Médecine de Paris.

CHARDON DE RETHEL, de la Faculté de Médecine, rédacteur en chef de la *Propagande Médicale.*

FAUCHER, de la Faculté de Médecine de Paris, médecin honoraire de la Marine Royale, membre de plusieurs Sociétés savantes, RAPPORTEUR *de la Commission Médicale.*

Il est de notre loyauté de prévenir le public que cette pré-paration alimentaire *n'est pas un médicament ;* que c'est tout simplement un potage doux, rafraîchissant et nourrissant, qui convient à toutes les personnes qui ont les poumons, l'estomac, les intestins et les nerfs irrités. — Qui ignore que les meil-leurs traitements échouent souvent lorsque le régime , c'est-à-dire le choix d'une nourriture convenable, ne vient pas en aider l'effet.

Le flacon, contenant 20 potages, 5 fr. (*pas de demi-flacon*).

Chez LERET, pharmacien, rue des Bons-Enfants, 29, près le Palais-Royal.

On distribue gratis la notice relative à cet aliment.

CONSULTATIONS GRATUITES,

Tous les jours, de 8 à 10 heures du matin et de midi
à 2 heures,

Sur les maladies de la poitrine, des voies digestives, les
affections nerveuses et toutes les maladies chroniques en général, par un docteur en médecine de la Faculté de Paris.

TRAITEMENT PAR CORRESPONDANCE.

NOTA. Les lettres non affranchies sont rigoureusement refusées.

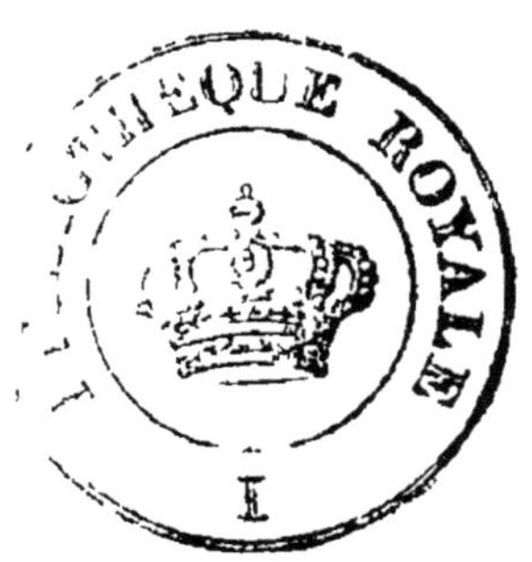

Imprimerie de JULES-JUTEAU et C., rue Saint-Denis, 345.

www.ingramcontent.com/pod-product-compliance
Ingram Content Group UK Ltd.
Pitfield, Milton Keynes, MK11 3LW, UK
UKHW020117100726
13658UKWH00005B/2227